TCH（歯列接触癖）って知っていますか？

あなたの「痛い」の原因はTCHかもしれません

佐藤文明 著

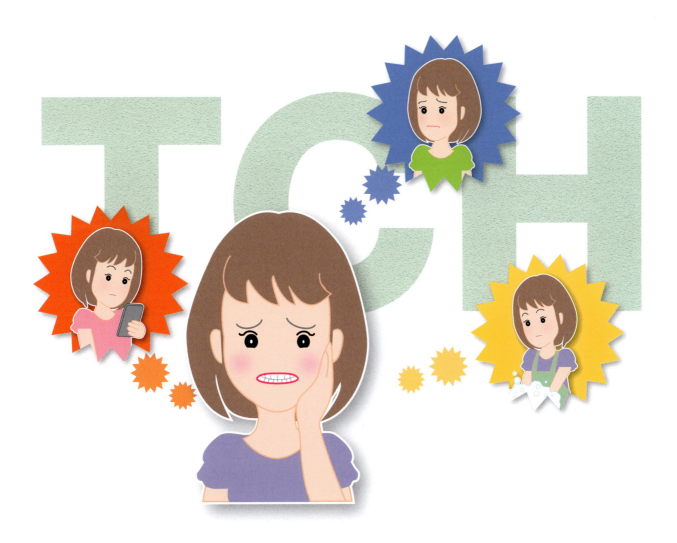

医歯薬出版株式会社

目　次

1 TCHって何ですか？ ………………… 4

2 TCHはどうやって見つけるの？ ………………… 10

3 私たち歯科医師は，TCHをどうやって見つけているか？ ………………… 12

4 どんなときにTCHを行っていますか？ ………………… 15

5 くいしばりとは違いますか？ ………………… 16

6 どんな問題が起こりますか？ ………………… 18

　その1　顎関節症 ………………… 18

　その2　舌が痛い ………………… 22

　その3　かみ合わせがおかしい，しっくりこない ………………… 24

　その4　入れ歯が痛くて入れられない ………………… 26

　その5　歯周病の悪化，歯が揺れる ………………… 28

　その6　むし歯ではないのに歯が痛い ………………… 30

7 TCHはどうやって治すのですか？ ………………… 31

8 では実際にTCHの是正を行ってみましょう！ ………………… 34

　ステップ1　動機付け ………………… 34

　ステップ2　意識化訓練 ………………… 35

　ステップ3　競合反応訓練 ………………… 36

9 TCH是正での注意点は？ ………………… 37

はじめに

　みなさんは "TCH" という言葉を知っていますか？　Tooth Contacting Habit の頭文字をとって "TCH" と略しています．日本語では歯列接触癖といい，一種の癖であると考えられます．実はこの癖が顎関節症という病気を悪化させる要因の一つであることが，多施設共同研究で明らかになり，さらに多くの人たちは "TCH" という癖をやっていても，気づいていないということもわかりました．

　この癖に注目して患者さんを診ていると，顎関節症の要因としてだけではなく，他の病気とも関係しているのではないか？　と思われるところがあります．歯が痛くて歯医者さんに行ったが，「むし歯も歯周病もなく原因がよくわからないので様子見ましょう」と言われた，入れ歯を何回も調整しているけど調子がいいのはそのときだけでまた痛みが出てきて全然噛めない，新しくさし歯を入れたが，何度も噛み合わせを調整しているのに噛み合わせがしっくりこない，など患者さんも歯医者さんも困ってしまうような状態が続くことがあります．実はこのような患者さんは "TCH" をもっていて，その癖のせいでなかなか症状が改善しない場合があるのです．

　実際に "TCH" を是正することで，今まで悩んでいた歯の痛みが消えることもあり，明らかな原因がわからない場合でも最初に "TCH" を是正することが痛みの改善に有効であると考えられます．

　この本は痛いのに原因がわからなくて困っている患者さんの一助になればと，"TCH" のことを理解しやすいように，簡単な言葉で説明するように心がけました．

　"TCH" の是正でみなさんがお困りの「痛い」が少しでもよくなれば幸いです．

令和元年9月

佐藤 文明

1 TCHって何ですか？

みなさんが普段，口を閉じているとき，口の中で上下の歯はどうなっていますか？
ちょっとテストをしてみましょう．

> まず椅子に腰掛けてみてください．
> 次に背もたれから背中を離し，背筋を伸ばしましょう．
> 次に軽く目を閉じて，安静にしてみてください．
> このとき，みなさんの上下の歯はどうなっていますか？
> どこか上下の歯がさわっているところがありますか？

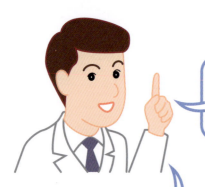

「背筋を伸ばして座って，軽く目を閉じてください」

「いま，上下の歯はどこか噛んでいますか？
もしくはさわっていませんか？
それとも離れていますか？」

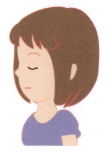

はい，さわっています　　　　　　いいえ，さわっていません

TCH をもつ可能性大　　　　　**TCH はない もしくは弱い**

もし上下の歯が接触しているとしたら，その状態はTCHです．
　TCHは，安静にしているときに上下の歯が接触していることをいいます．一種の癖であり，今テストをしてみるまで気付いていない方もいらっしゃるのではないでしょうか？
　このTCHは，Tooth Contacting Habitの頭文字をとった略称であり，「上下歯列接触癖」といいます[1]．

Tooth Contacting Habitの略称：
【上下歯列接触癖】

安静にしているときでも
上下の歯のどこかが接触している状態

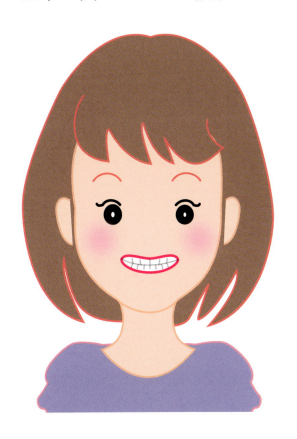

1 TCH って何ですか？

　実は，安静にしている状態では，通常は唇を閉じていても上下の歯は接触していません．だいたい上下の歯の間は1〜3mm程度の隙間が空いています（これを安静空隙といいます）．上下の歯を合わせるためには，主に咬筋と側頭筋という筋肉を使っています．たえず歯を接触させるということは，これらの筋肉をずっと使いつづけることになります．したがって，通常は筋肉を休ませるためにほとんどの時間，歯は自然に離れているのです．

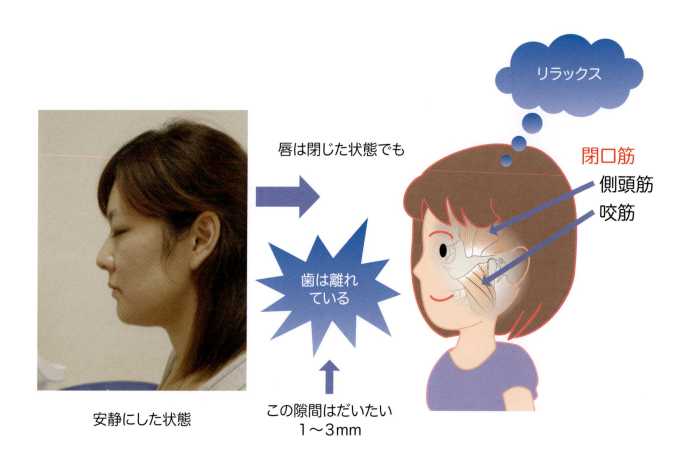

では，普通はどういうときに歯が接触するのでしょうか？

接触するのは食事などで物を噛むとき（咀嚼），そして物を飲み込むとき（嚥下），また喋っているとき（会話）などに，瞬間的に接触するのみで，その接触時間は合計しても1日平均17.5分であると報告されています[2]．

しかし，実際はこれら以外のときにも歯を接触させたままでいる人が多数いることがわかりました．特に顎関節症（18ページ参照）の患者さんで割合が高く，しかも歯を接触させていること自体がごくごく普通のことになっているため，癖として認識していません．そのような方々では，唇を閉じているときに歯を接触させていることが当たり前のことになっているからです．

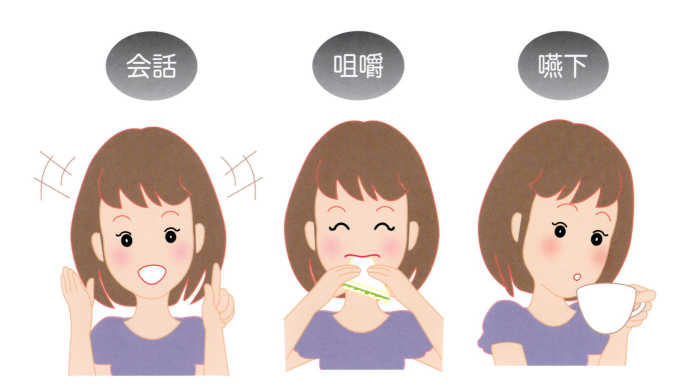

1日の歯の接触時間はたった17.5分

会話　　咀嚼　　嚥下

1 TCHって何ですか？

　私たちの最初の調査では，痛みのある顎関節症の患者さんで52.4％がこの癖を保有していました[1]．また，一般の企業就労者ではTCHの保有割合は21％[3]，中学生の学校健診の結果では17.2％でした[4]．

　中学生の健診での調査では，学年が上がるごとにTCHが増える傾向にあります．これは何らかの要因によって，もともとTCHをもっていなかったのが，癖になってきたと考えられます．社会生活をしていくうえでのさまざまなストレス，たとえば苦手な人との会話，勉強での集中，精密な作業などでは緊張して歯を接触する機会が増えます．これはみなさんも経験があろうかと思いますが，苦しいとき，悔しいときにはグッと歯をくいしばるような行動，これはストレスに対する代償行動であるとも考えられます．

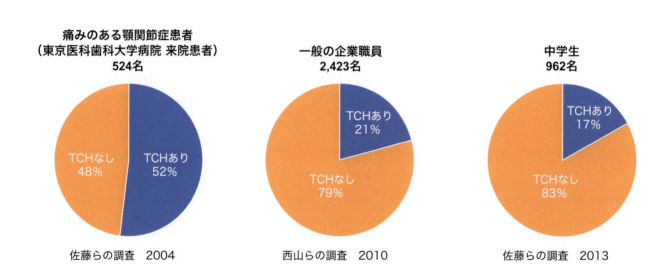

そして歯を接触させる状態が繰り返し継続していくと，歯を接触させること自体に脳が慣れて，さわっていることが普通の状態になります．この歯がさわった状態を長くつづけても，それに気付かなくなっていると考えられます．

　TCHをもっていることで，長い時間，歯が接触している状態が続いていけば，必要のない力があごの関節や筋肉への負担を増やし，また歯へ持続的な力がかかり続けることで，いろいろな問題を引き起こす要因となる可能性があります．

本来は食事（咀嚼，嚥下），会話のときだけ歯が接触する

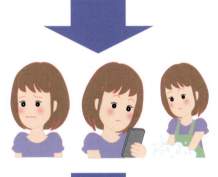

繰り返し歯の接触する機会が増える

緊張，精密作業，集中作業，スマホ操作，PC操作

脳が歯の接触に慣れる

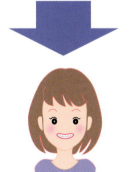

歯を接触しつづけることが普通になる　→　癖

2 TCH はどうやって見つけるの？

　TCH は癖なので，なかなか気付くことができません．では，どうやって調べればいいのでしょうか？

　この方法が冒頭で述べた方法です．再度，繰り返してお話ししましょう．

> 最初にいすに腰掛けてください．
> 次に背当てから背中を離し，背筋を伸ばしてください．
> この状態で眼を軽く閉じましょう．そして唇も閉じてください．

では，ここで質問です．

> 　今，あなたの上下の歯はどうなっていますか？　前の歯でも後ろの歯でもどこか噛んでいる，もしくはさわっているところがありますか？　それとも離れていますか？

　もし，どこかさわっていることがあれば，あなたは TCH をもっている可能性があります．また今，歯がさわっていなくても，日常生活のなかで気付くことがあるかもしれません．ご自身の行動を注意深く観察することも大切です．

　というのも，TCH の是正法である習慣逆転法（33 ページで詳しく説明します）を用いると，その後に「やはりありました！」と患者さんが気付く場合もあるからです．

次に舌や頬にできるかみ合わせの痕を参考にする場合もあります．

歯ぎしりやくいしばりがある人では，以前から歯のすりへり（咬耗）や歯のつけ根のすりへり（くさび状欠損），また骨隆起と呼ばれる歯を支えている骨が増殖する現象などとの関係が指摘されています．

TCHではこれほど強い力がかからないので，咬耗やくさび状欠損が起こる可能性は低く，TCHを行っている人に典型的な所見は存在しません．しかし，頬の内側や舌のふちの部分に歯の痕が見られるような方では，長期にわたり弱いながら力がかかりつづけている可能性があります．

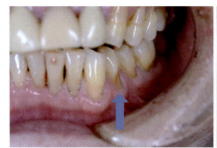

くさび状欠損

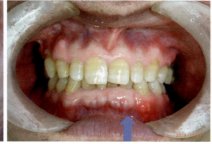

骨隆起

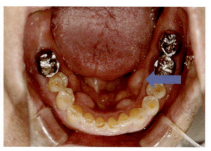

咬耗と骨隆起

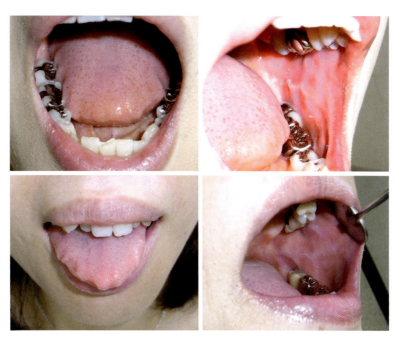

舌のふちや頬の内側についた歯の痕

3 私たち歯科医師は，TCHをどうやって見つけているか？

　強いTCHをもっている患者さんでは，「唇を閉じてください」というと，しばしば一緒に上下の歯も接触してしまいます．これは幼いときから形成されている癖とも考えられますが，本来は自然に行っている唇を閉じたときに歯を離す動きを一緒に行えないためです．

　このような患者さんでは，唇を閉じた状態で歯を離すようにいっても，違和感を覚えて持続することが困難です．このような行動特性を利用して，TCHがあるかどうかの判別を行っています．これは行動診察法と呼ばれる方法であり，歯列離開テストと歯列接触テストの2つのテスト法があり，両方実施して判定を行います．

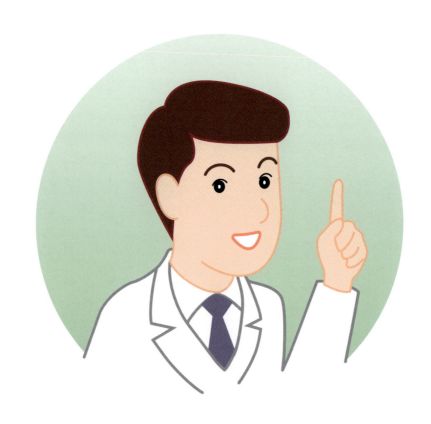

① 歯列離開テスト…LCTA（Lip Close Tooth Apart）テスト

　TCHが続いている患者さんでは上下の歯が接触している状態が楽であり，違和感が少ない状態にあります．この特性を利用して，テストを行います．

　ファーストテストで判定できない場合，セカンドテストに移ります．また，患者さんの動作をよく観察し，歯を離すよう指示した際に唇まで一緒に離れてしまうような場合は，TCHがあると判定できます．

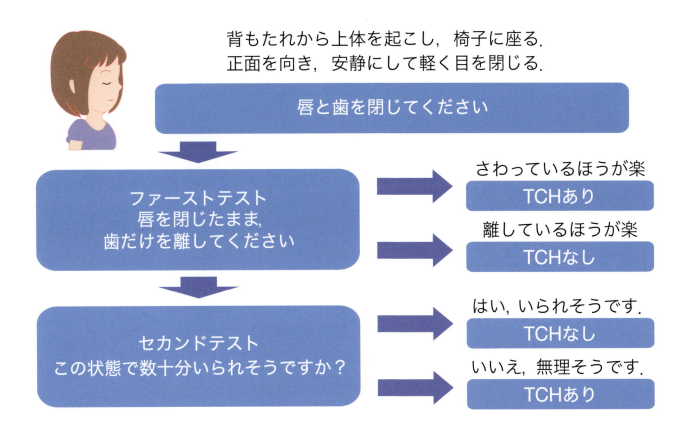

3 私たち歯科医師は，TCHをどうやって見つけているか？

② 歯列接触テスト…LCTC（Lip Close Tooth Contact）テスト

　TCHがつづいている患者さんでは，咬筋や側頭筋などの咀嚼筋の緊張も弱いながら継続しています．この状態に慣れてしまっているために，筋を緊張させるように歯を接触させていても患者さんはあまり違和感を覚えることなく，噛みつづけることが可能です．この特性を利用し，判定を行います．

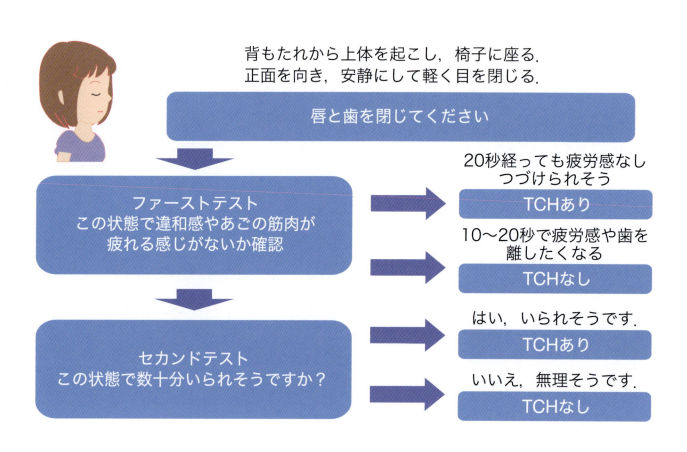

4 どんなときにTCHを行っていますか？

　私たちの以前の調査では，精密作業時にTCHを行っている可能性が高いという結果でした．実際の患者さんからの聞き取りからでも，パソコンの長時間使用や仕事上精密な作業を要求される場合，さらに趣味などに没頭して集中して行う作業，1人で黙々とこなす家事などで，TCHを行っている可能性が高いと考えられました．

　また，パソコンの使用時間が2時間増加すると，顎関節症の症状をもつ可能性が約2倍になるという報告もあります[5]．パソコン使用時に集中した作業を行うことにより，TCHが持続化しているためと考えられます．

　また，顎関節症患者における日中のくいしばりの自覚度調査において，アンケートを重ねるうちに日中のくいしばりに気付く機会が27％から39％，57％，67％と少しずつ増えることを報告しており，これはくいしばりについて繰り返し伝えていくと，患者さんが気付く機会が増えることを裏付けています．

　さらに日中のくいしばりに気付く場面は，初めはパソコン，仕事，読書のときであったりしますが，回を重ねるごとに考えごと，料理，食後の後片付けなど，さまざまな場所で気付くようになると報告しています[6]．

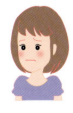

緊張するシーン
- 対人との交渉
- 苦手な人との会話

> 1人で黙々と行う作業や，緊張する作業のときに多い！

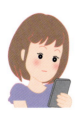

うつむいているシーン
- 勉強，読書，携帯ゲーム，
- スマートフォン

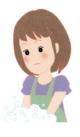

集中するシーン
- 精密作業への従事　● ホビー等の集中作業
- 家事（調理，掃除，洗濯）
- PCの使用　● 車の運転
- テレビ，携帯ゲーム，スマートフォン

5 くいしばりとは違いますか？

　歯ぎしりという言葉は聞いたことがあると思います．この歯ぎしりは，寝ているときにガリガリと歯をすり合わせるイメージを浮かべると思います．しかし，なかには歯をすり合わせず，ただ噛みしめているだけの場合があります．これをくいしばりといいます．

　歯を「くいしばる」は「力を入れて噛む」「歯をかたくかみ合わせる」など，強い力で歯を合わせるという意味で使われます．歯ぎしりが寝ているときに行っている動作であるのに対し，くいしばりは寝ているとき，また起きているときにも行っています．

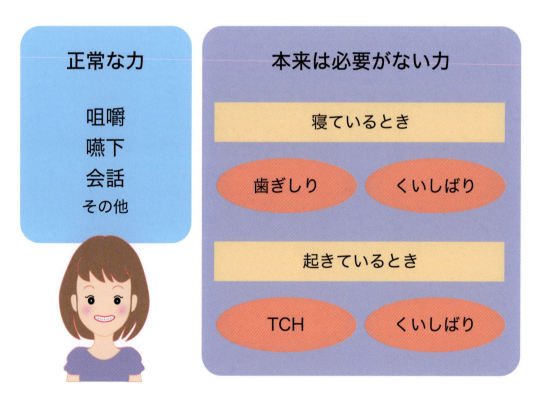

一般の人のくいしばりのイメージを調べた研究では，できるかぎり強く噛みしめたときの力の70％ぐらいをイメージするという結果でした．しかし，このような強いくいしばりを長くはできません．研究結果では，強いくいしばりはつづけられても2〜5分程度といわれています[7,8]．長くつづけると，あごに痛みを感じて，それ以上は困難なのです．

　一方，TCHは歯を弱く接触させつづけることであり，くいしばりとは違うものであると考えています．TCHをもっており，その状態に慣れてしまっている人では，とても弱い力であるために本人も行っていることに気付いておらず，筋肉やあごの関節への弱い疲れを感じる程度であるため，比較的長時間にわたり行うことができます．

　長時間，歯を接触させた結果として，あごが徐々に疲れて，痛みが出現した段階で初めて気付くことになります．

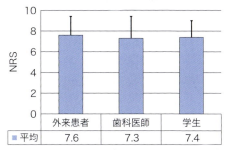
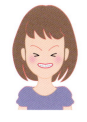

「くいしばり」と聞いて，どれくらいの力の大きさ（10を最大の力の大きさとしたとき）をイメージしますか？

	外来患者	歯科医師	学生
平均	7.6	7.3	7.4

（Nishiyama ほか，2014）

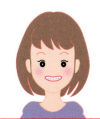

くいしばりは頑張っても2〜5分しかできない！

あごの状態が正常な人にあごがだるくなるまで強く噛んでもらい，症状が出たら10分休憩，その後また噛みしめると，約2分でだるさが出現

一番強く噛みしめる状態より弱い噛みしめを行ってもらうと，5分以内にあごのだるさが出現

6 どんな問題が起こりますか？

その1 顎関節症

顎関節症をご存知でしょうか？
顎関節症とは，
① 口を開けるとカクカクと音がする
② 口を開けると耳の前にある関節，こめかみ，頬の筋肉が痛い
③ 大きく口を開けられない
といった症状のうち，どれか1つがある場合に診断されます[9]．

　現在，顎関節症の原因として，研究者間では多因子病因説が支持されています．多因子病因説とはその病気が一つの原因で発症するのではなく，いくつかの要因が積み重なって発症することをいいます．

どれかがないと顎関節症といわない

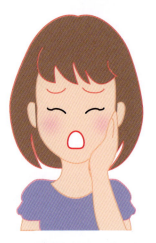

口を開けようとすると
あごが痛い

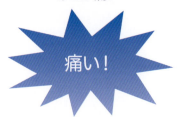

痛い！

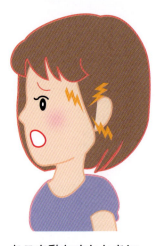

あごを動かすとときに
音がする

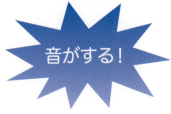

音がする！

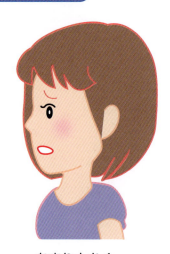

あまり大きく
口が開かない

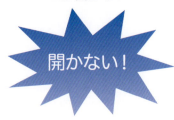

開かない！

ここに示す積み木モデルで考えると，理解しやすいと思います．原因となる要因を「寄与因子」と呼びます．寄与因子は単独で顎関節症の症状を引き起こすこともありますが，多くの場合はいくつかの寄与因子が積み木のように重なって，その結果，その人がもつあごの耐久力を越えると，症状となって出現します．このなかで，TCHも顎関節症の重要な寄与因子と考えられます．

　2000年に行われた私たちの研究で，このTCHは顎関節症における寄与因子としてその関連性が確認され[1]，このTCH是正と運動療法により顎関節症の治療成果は飛躍的に向上することになりました．

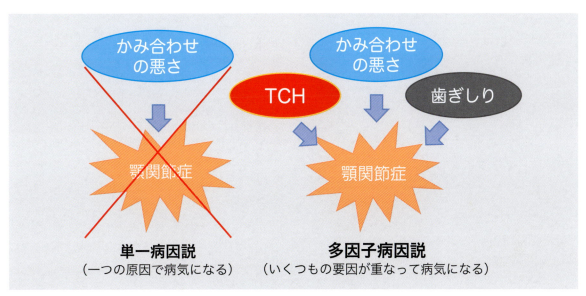

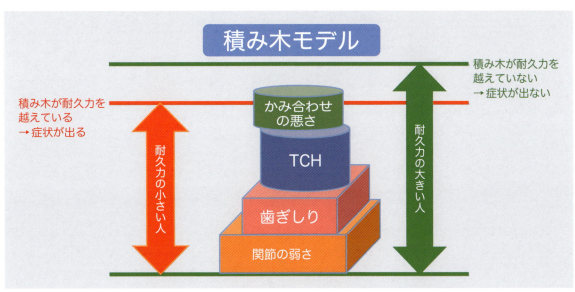

6　どんな問題が起こりますか？

　たえず歯を接触させつづけるTCHを行っていることで，筋肉，関節を使いつづけることになり，筋肉や関節の疲労や痛みなどが出現しやすくなります．TCHが顎関節症の悪化の要因として大きい場合には，長時間にわたりTCHにより力がかかりつづけると，症状が夕方に出る人が多く，逆に朝の起床時は比較的症状がなくすっきりとしている人が多く見られます．

　これは夜間に歯ぎしりやくいしばりがある人が起床時に噛みしめ感や痛み，疲労などを訴えるのとは対照的です．夕方になると痛い，疲れるなどの訴えがある場合は，TCHの存在を疑う必要があります．

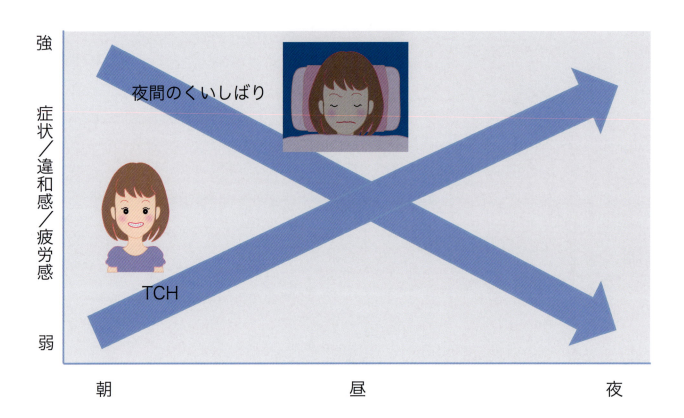

顎関節症セルフ診断

- 4つの質問に答えてください
- 答えの前についている数字が点数です
- 4つの点数を合計してください
- 合計点が9点以上だと，顎関節症の可能性があります．この場合，早めに専門の医療機関に受診することをお勧めします

Q1　口を大きく開いたとき，人差し指，中指，薬指を並べた3本指を縦にして入りますか？

1) すっと入る
2) ほぼ問題ない
3) どちらともいえない
4) やや困難
5) 全く入らない

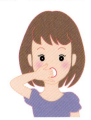

Q2　口を大きく開け閉めしたとき，あごの痛みがありますか？

1) 全くない
2) たまにある
3) どちらともいえない
4) しばしばある
5) いつもある

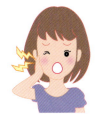

Q3　口を大きく開いたとき，まっすぐに開きますか？

1) いつもまっすぐ
2) たまに曲がる
3) どちらともいえない
4) しばしば曲がる
5) いつも曲がる

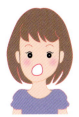

Q4　干し肉，するめ，タコなど硬いものを食べると，あごや顔が痛みますか？

1) 痛まない
2) たまに痛む
3) どちらともいえない
4) しばしば痛む
5) いつも痛む

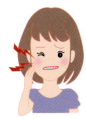

（杉崎ら，2008）

その2 舌が痛い

　何もしていないのに，舌がヒリヒリする，舌が痛くて食事がとれないなどの症状を訴える患者さんがいます．これは舌痛症と呼ばれる病気で，以前は精神的な問題として扱われ，気のせいだといわれていましたが，なかにはTCHにより歯に舌を押し付けていることで症状が強くなっている方がいます．

　また，いわゆる口内炎と呼ばれる唇，歯ぐき，頬の内側，舌などにできる円形あるいは楕円形の浅い潰瘍も，TCHが関係している場合があります．口内炎の多くの原因は過労，睡眠不足，精神的ストレス，胃腸障害，ビタミンB_2不足，ウイルス感染，妊娠，月経異常といった内分泌異常などが考えられていますが，実は原因は不明なことも多いのです．

　ドライマウスなど口腔粘膜が乾燥しているときも，口腔内の粘膜が傷つきやすくなり，炎症を起こします．ドライマウスの原因としては，ストレスや加齢により唾液があまり出なくなったり，糖尿病，腎不全などによる口の渇き，薬の副作用，口呼吸，シェーグレン症候群などの自己免疫疾患が考えられます．唾液腺などはホルモンの影響を受けやすいため，ドライマウスの患者さんは女性ホルモンが減ってくる更年期の女性に多いといわれています．

TCHがある場合，たえず舌や頬の粘膜が緊張して，上下の歯に押し付けられているため，舌に歯の痕がつきやすくなり，舌の表面が歯と擦れることで粘膜が傷つき，治りが遅れます．また，TCHは一人で黙々と作業しているときや，緊張しているときなどに行っていることが多いため，緊張により唾液が出にくくなり，これも同様に舌の表面が荒れ，傷つきやすくなるような可能性が考えられます．

　頻繁に口内炎などができるケースでは，口腔衛生管理のほかにTCHの是正を行うことも有効であると考えられます．

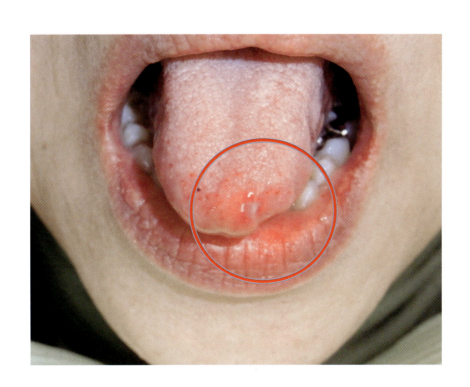

6　どんな問題が起こりますか？

その3　かみ合わせがおかしい，しっくりこない

　「かみ合わせがおかしい」「どこで噛んだらいいのかわからない」「○○歯科医院で治療を受けてからおかしくなった」など，かみ合わせの違和感を訴える患者さんがいます．

　これらの方のうち，被せ物を治したばかりの患者さんでは，かみ合わせのおかしいところを再調整することで治る方もいます．しかし，その一方で何カ月も前に治療をしたきりで，しかも実際に診察して調べてみても，特にかみ合わせに問題があるように感じない患者さんもいます．このような方の場合，いくつかの原因が考えられます．一つは抑うつに代表される心因性の問題がある場合であり，もう一つはTCHがある場合です．

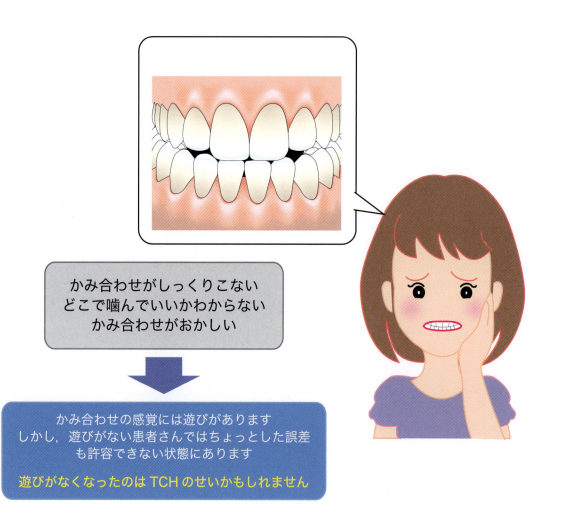

かみ合わせがしっくりこない
どこで噛んでいいかわからない
かみ合わせがおかしい

↓

かみ合わせの感覚には遊びがあります
しかし，遊びがない患者さんではちょっとした誤差も許容できない状態にあります

遊びがなくなったのはTCHのせいかもしれません

本来，歯科医師が被せ物を作るとき，前の状態と全く同じ状態に被せ物を作ることはできません．しかし，被せ物の高さに多少の誤差があっても，かみ合わせの感覚に多少の余裕があるため，その範囲内であれば患者さんの体は許容できるのです．患者さんのこの許容できる範囲が狭まると，問題が起きます．

　TCHがあると，たえず歯を接触させるため，歯にある歯根膜という圧力センサーが過敏に反応します．本来であれば許容できる誤差を，体が許容できなくなってしまいます．

　そしてTCHの時間が長くなるにつれ，噛むときに使っている筋肉も疲労も増すために，どこで噛んだらいいのかわからなくなります．TCHを是正することで，歯の接触時間が減り，過敏になっていた圧力センサーが鎮静化します．

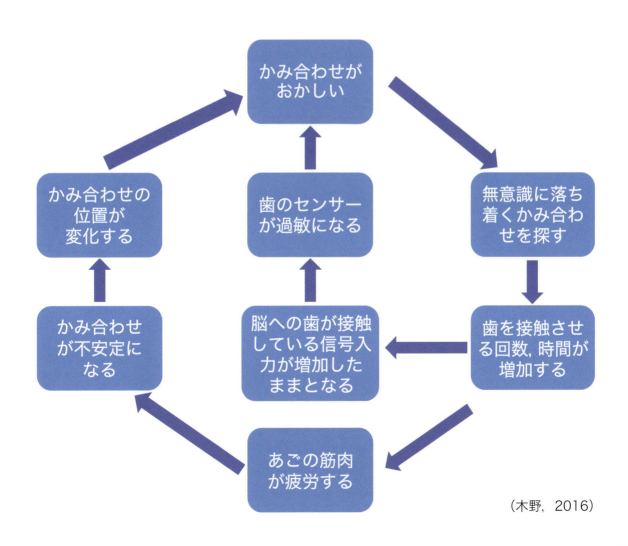

（木野，2016）

6 どんな問題が起こりますか？

その4　入れ歯が痛くて入れられない

　新しく入れ歯を作ると，最初は入れ歯の当たるところがあり，痛みを訴えますが，通常は数回入れ歯の調整を行うと痛みがとれ，噛めるようになります．

　しかし，当たりを何度も調整しても痛みがとれない患者さんに，たまに遭遇します．このような患者さんでは，夜は入れ歯を外しており，朝になって入れ始めると，時間の経過とともに痛みが強くなります．患者さんは入れ歯を入れていると疲れてくる，うっとうしいなどの表現をすることがあります．このような患者さんの入れ歯の痛みは，TCHが関連している可能性があります．

　総入れ歯でも例外ではなく，歯がなくても入れ歯によりTCHを行っている可能性があります．このような患者さんはもともともっているTCHが，総入れ歯を入れてかみ合わせができたことで，再びその癖が呼び覚まされた可能性があります．

・クリニックで入れ歯を調整をした直後は調子がいい
・使っていくと数日でまた痛くなる
・朝，入れ歯を入れて調子がいいが，夕方になると疲れてくる，外したくなる，痛い

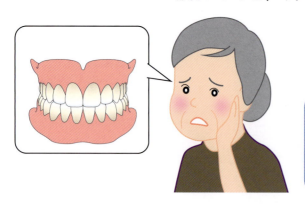

先生の腕が悪いの？

いいえ，そうではなく，TCHが原因で痛みがとれない場合もあります

また，合わない入れ歯を入れている患者さんでは，浮き上がる入れ歯を安定させるために，噛むことで歯ぐきの粘膜に入れ歯を密着させようとする癖が出ていると考えられます．
　このような患者さんでは，入れ歯の調整はもちろん行いますが，TCHの是正も行うことが必要です．

合わない入れ歯をずっと入れている人は

入れ歯の安定が悪いため，無意識のうちに上下の入れ歯をあごの土手に密着させようと噛みしめる癖がついている

歯を接触させることに慣れる

新しい入れ歯を作製しても，TCHを是正しないとTCHにより持続的に入れ歯を噛みしめることで，歯ぐきの傷が治らない

その5 歯周病の悪化，歯が揺れる

　歯周病は，歯を支える歯ぐき（歯肉）や骨（歯槽骨）が口の中にいる細菌で壊されていく病気です．

　40歳以上の日本人の，実に8割がこの病気にかかっています．国民病とも呼ばれるこの病気の本体は，口の中に住む歯周病菌が原因です．この細菌の数を増やさないようにするために，歯磨きをしています．

　歯周病が進行するには細菌などのかたまりである歯垢（プラーク）のほかに，症状を進行させる口の中の状態（歯石，歯並びの悪さ，合っていない歯の被せ物など）や喫煙，糖尿病，口呼吸，ストレスなど日常生活での習慣も密接に関係しており，歯周病が生活習慣病と呼ばれるゆえんでもあります．

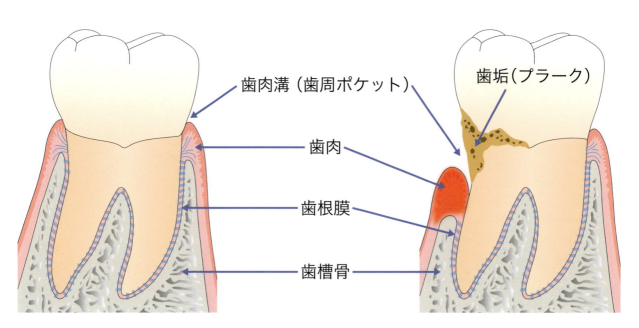

歯周病の進行は比較的ゆっくりとしていますが，普段から噛む力が強い場合や，歯ぎしりやくいしばりなどの力が加わると，急速に歯周病が悪くなることもあります．

　われわれ歯科医師が歯周病治療を行い，患者さんに歯磨きをしっかり行ってもらい（プラークコントロール），徹底しているにもかかわらず，歯周病の状態がよくならない患者さんがいます．この症状が改善しない理由として，これまでは強い噛む力や睡眠時のくいしばりなどの力によって歯や歯周組織が揺さぶられることもその原因であると考えられてきました（咬合性外傷）．しかし，普段（咀嚼，嚥下，会話など）は歯は17.5分しか接触しておらず，睡眠時の歯ぎしりやくいしばりなどについては，夜間装着するマウスピースを使用することで対応できます．

　実はコントロールされていない力は，起きているときのクレンチングやTCHのように，弱いけれども長く持続する力ではないかと考えられます．いろいろな力が重ね合わさった力が，症状を悪化させる大きな力になるものと考えられます．したがって，TCHが疑われる場合は，この是正が必要です．

**歯周病患者では，歯を横に揺さぶる力がかかることで
歯周病が急速に進行する可能性があります**

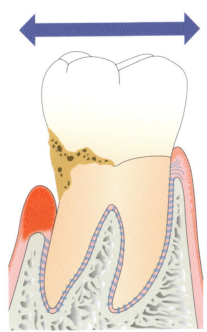

TCHは力としては弱いが，繰り返し長時間にわたり，歯を揺さぶる影響があります

6 どんな問題が起こりますか？

その6 むし歯ではないのに歯が痛い

　むし歯でもなく，歯周病でもないのに，歯が痛いと訴える患者さんがいます．

　このような患者さんは，痛みの感じ方が過敏になっており，この原因は脳に問題があるケースがあります．一方でそのような問題がないにもかかわらず痛みを訴える患者さんは，夕方になると歯が痛いといった訴えをすることがあります．

　これはTCHにより歯の感覚が過敏化している，歯自体に力がかかりすぎて痛みを感じているなどの症状が考えられます．場合によると，冷たい飲み物を飲んだときに知覚過敏のようなしみる症状を訴える方もいます．

　患者さんが何とか治療してほしいという訴えが強い場合，歯科医師が抜髄（いわゆる神経を取る処置）をしたり，ひどいときは抜歯をするなど，処置をしてしまうケースも実際に起こっています．

　最初の原因である脳の痛みの感じ方に問題があるケースは，薬で治療することが可能です．抗うつ薬などを使うことで痛みの感じ方が弱くなります．

　もう一つの原因として，このようなケースにTCHの是正を行うと症状が改善することがあります．あきらかな証拠がない歯には処置をしないという姿勢が大事で，歯を削る前に，まず改善の第一歩としてTCHの是正を試みるというのもいいでしょう．

歯が痛い，冷たいものでしみる（知覚過敏）などは
むし歯やくさび状欠損が原因と思われますが，
まれに何も原因が見つからないことがあります

TCHを是正することで症状が軽くなることがあります

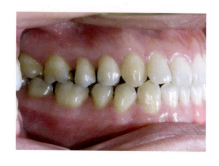
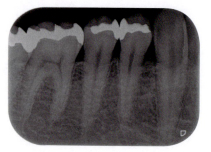

7 TCH はどうやって治すのですか？

TCH を治すためには，次のようなことを念頭においてください．

① TCH は無意識で行っているため，本人がなかなか気付けない癖です

「なくて七癖」という言葉があります．人と話すときに自然に髪の毛を触る癖など，他人に指摘されて初めて気付くことも多く，なかなか本人は気付けないことがあります．

歯を接触させつづけるという行為も，何かに集中しているときに行っていることが多く，そのときには意識して気付くということが難しいと思われます．他から指摘してもらうことが唯一自分で気付ける方法です．

② TCH はずっと歯を接触させつづけることであり，けっしてくいしばることではありません

最初にもお話しした通り，強くくいしばることはできても 2〜5 分程度であり，TCH はくいしばることとは違います．

上下の歯を接触させるだけで，筋肉の緊張を引き起こします．また，1 回だけの接触が起こるは悪いのかというと，そうではありません．接触する時間が長くなる，接触する回数が頻繁になる，など単独の接触が繰り返され，長びくことによって筋肉の疲労が蓄積し，痛みとなって出現します．TCH に気付けない時間が長ければ長いほど，問題を起こす可能性があります．

1	TCHは無意識のため本人が気付けない	2	TCHは歯を接触させることでありくいしばりとは違う
3	TCHはやめるように気を付けても治らない	4	TCHを治すには習慣逆転法を使う

31

7 TCH はどうやって治すのですか？

③「TCH は悪いのでやめてください」ではやめられません

　私たちが患者さんにお話しするときに一番気を付けていることは，「TCH が悪いのでやめてください」「歯を離すようにしてください」などと言葉で注意をすることです．というのも，最初にこのような方法をとっていたときに，これでやめられる人はまずいませんでした．

　いろいろな試行錯誤の末，この癖を修正するには習慣逆転法という心理療法の一手法を使うことが大事であるとわかりました．

　大切なことは，自分で TCH を行わないように努力するのではなく，何かによって自分自身に TCH を行っていることを気付かせてもらうような方法をとることです．

④ 癖の修正には習慣逆転法を用いる

　習慣逆転法は心理療法の一手法であり，望ましくない癖をもつ人に対して，その癖の頻度を減らすために用いられる方法です[10]．

　癖は一般には，他に迷惑をかけなければ問題とはならず，治療の対象とはなりません．しかし，この癖の程度がひどくなると治療的介入が必要となります．たとえば緊張していると髪の毛を抜く，爪を剝くなどの行動，爪を嚙む，唇を嚙む，（日中に）歯ぎしりをするなど口に関連した行動も多く見られます．このような癖の改善や，チック，吃音（どもり）などもこの方法で修正します．

　習慣逆転法の実践には次の 3 つのステップが必要です．

ステップ1 動機付け

　最初のステップが動機付けと呼ばれます．患者さんがもっている癖がどのような
ものであり，どのような状況のときに行っているのか，そしてその癖があることで
何が問題なのか，その癖によりどんな困難さを引き起こすのかを，患者さんに理解
してもらいます．

ステップ2 意識化訓練

　第2のステップは，意識化訓練です．その癖を行っている，あるいはやりそうな
予兆があったときに，それをどのように確認するのかを学習する訓練を行います．
その癖に気付くことができるような方法を，患者さんに覚えてもらいます．

ステップ3 競合反応訓練

　第3のステップは競合反応訓練といいます．癖が生じるたびに，またその予兆が
あったときに，それよりも先に癖の行動に対して両立できない行動を患者さんに
行ってもらいます．

ステップ1　動機付け

癖がどのような状況で生じるか，その癖は何が問題なのか
理解する

ステップ2　意識化訓練

癖をどのように感知できるか訓練する

ステップ3　競合反応訓練

癖が生じるたびに，またその予兆があったときに，先行して
癖の行動を両立しない行動をとる

8 では実際にTCHの是正を行ってみましょう！

ステップ1　動機付け

　両手の親指と人差し指でV字を作ってください．次に親指を頬に，人差し指をこめかみにつけます．その状態で口を開け閉めしてください．上下の歯が接触するときに，こめかみや頬の筋肉が膨らんでいるのがわかりますか？

　上下の歯が接触するためには，こめかみや頬の筋肉が収縮して初めて歯が当たります．強い力でくいしばらなくても，上下の歯が接触しているだけで筋肉は使われているのです．

　長い時間，歯を接触させていることに気付けなければ，徐々にあごは疲れて，痛みを感じるようになります．

　実際に1日のなかで上下の歯が接触している時間は，17.5分程度です．

両手の親指と人差し指でV字をつくり，こめかみと頬に触れる

- 歯を接触させるときは必ず筋肉を使っている

- 筋肉に触れた状態で噛む，離すを繰り返すと，そのときに筋が膨らんでいることを確認する

- 1日の歯の接触時間は17.5分で，ほとんどの場合は離れていることを認識する

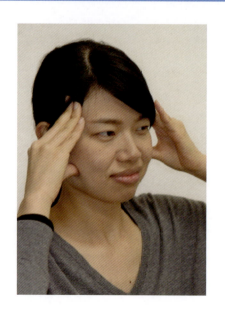

ステップ2　意識化訓練

　ステップ1でTCHをなぜやめる必要があるのか理解できたら，次はこの癖に気付く方法をトレーニングします．もともと無意識に行っている行動であり，たえず気にかけていればいいのでしょうが，実際にはそれは不可能です．

　周囲から気付かせてもらえるような方法を考えます．目で見る，音で聞くなど五感に訴える方法が適しています．私たちが推奨している方法は，同じ色，大きさの紙を10枚用意し，そこに「歯を離す」「リラックス」「力を抜く」などと書いておきます．この貼り紙をリマインダーといいます．リマインダーは「思い出させてくれるもの」という意味です．

　このリマインダーを，5分以上いる場所に10カ所以上貼ります．このとき，視線を移せば，そこにも貼り紙があるという状況をつくりだすことが大切です．

　また，どのようなときにTCHをするのか，その可能性のあるシチュエーションを知ることで（9ページ参照），効果的なリマインダーの場所を患者さんが見つけることができます．

　意識化訓練で大切なことは，リマインダーを見て実際にTCHを行っているのだと気付くことであり，その気付きが大きいほど脳にインプットされやすくなります．

癖を気付かせてもらう方法

- 貼り紙を用意し，自分が気付きやすい場所に貼る

- 貼り紙を見たら上下の歯がさわっているかどうか確認する

- リマインダーは10枚以上，目に付きやすい場所，5分以上いる場所に貼る

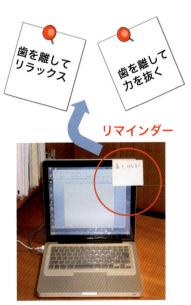
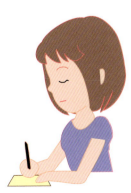

35

8 では実際にTCHの是正を行ってみましょう！

ステップ3　競合反応訓練

　次はリマインダーを見たときの行動についてお話しします．

　まず，リマインダーを見たら，必ず上下の歯が接触しているかをその場で自分でチェックをします．後回しにしてはいけません．そしてその後すぐに競合反応訓練を行うことが大切です．

　TCHに対する競合反応訓練とは，歯を接触させることがTCHですので，これに対して反対の行動，すなわち歯を離すことがその訓練になります．もし接触していた場合は，一度肩を大きく上げて，鼻から大きく息を吸い込み，その後，口から息を吐きながら肩を落とし，一気に脱力します．このとき，できるだけ全身の脱力を行うことが大切です．そしてこの動作は1回だけ行うようにします．

　繰り返しになりますが，注意しなければならないのは意識化訓練と競合反応訓練はいつも一緒に行う必要があります．すなわち，貼り紙を見て，歯が接触していた場合は，ただちに脱力をします．

リマインダーを見直し，その癖をやっていたら

- もし，上下の歯がさわっていたら，鼻から空気を吸いながら，肩を大きく上げ，一気に口から息を吐きながら，肩を落とす
- 全身の力を抜いて一気に脱力する

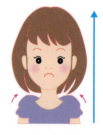

肩を大きくあげ，大きく鼻から吸い込む

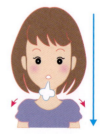

一気に口から息を吐きながら肩を落とし，一気に脱力する．

1回だけ行う！

9 TCH是正での注意点は？

　これまで説明した1から3までの各ステップは省かず，しっかりと行うことが大切です．うまく癖を是正できなかった患者さんの例として，次のようなことに気を付ける必要があります．

① 貼り紙をしていない，あるいは貼っていても2～3枚という患者さんは，まずTCHに気付けず，その効果はあまり期待できません．

② 「よく歯を合わせないように意識していた」という患者さんがいます．歯を離していますが，それは安静にしているときとはいえません．無理に歯を離すと，実は離すためにいつもとは違う筋肉を使っています．かえって首の周囲の筋肉に負担がかかり，筋の疲労や痛みを招く可能性があります．

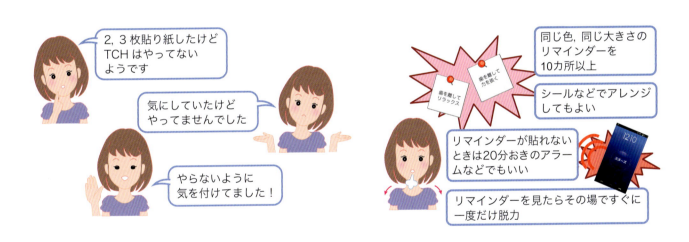

- 貼ったらリマインダーのことは忘れ，覚えておこうとしない

- 歯を離すために唇や頬の内側をはさんだり，ガムを介在させたりする人もいる．この行動自体も筋肉の疲労につながるので，やらない

- 時間が経過すると，リマインダーは景色になる．場所を変える，色を変えるなど工夫が必要

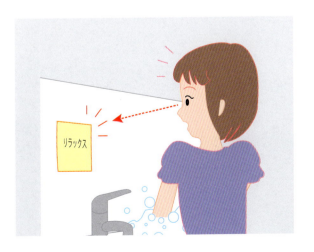

9 TCH 是正での注意点は？

③ 歯を合わせないように上下の歯の間にガムを介在させたり，舌を噛んでいたりする方もいます．これもまた，筋の疲労や痛みを招く可能性があるので注意が必要です．また，貼り紙ができない環境の場合，リマインダーは自分だけが気付けばいいので，何かシールみたいなものを代用したり，携帯電話のアラームやバイブ機能などで気付くようにしてもかまいません．

④ しばらく同じ貼り紙をしていると，貼り紙自体が景色になり，リマインダーとしての役目を果たさなくなります．気付きづらくなったら，ときどき色を変える，貼る場所を変えるなど，工夫するといいでしょう．

⑤ 歯が接触すること自体は悪いわけではありません．食事以外にも緊張や重いものをもつとき，運動しているときなど，歯の接触は起こります．短時間だけで連続性がない歯の接触は，その人のあごの耐久力の範囲内であれば問題とはなりません．単発的な歯の接触が繰り返し行われることにより，それが常態化することが問題です．継続した歯の接触を避けることが，TCH 是正のポイントです．

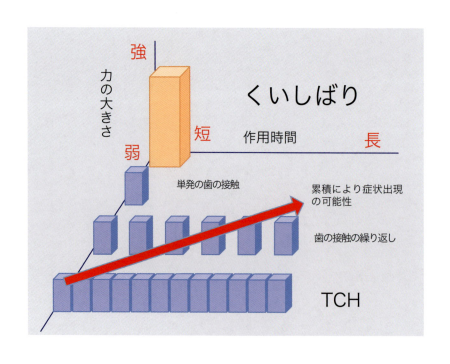

参考文献

1) Sato F, Kino K, Sugisaki M, Haketa T, Amemori Y, Ishikawa T, Shibuya T, Amagasa T, Shibuya T, Tanabe H, Yoda T, Sakamoto I, Omura K, Miyaoka H. Teeth contacting habit as a contributing factor to chronic pain in patients with temporomandibular disorders. J Med Dent Sci. 2006; 53（2）: 103-109.

2) Graf H. Bruxism. Dent Clin North Am. 1969; 13（3）: 659-665.

3) 西山　暁, 木野孔司, 杉崎正志, 塚越　香. 企業就労者の顎関節症症状に影響を及ぼす寄与因子の検討. 日顎誌. 2010；22（1）: 1-8.

4) 佐藤文明. 学校歯科健康診断における顎関節調査法の検討とその疫学的特徴. 東京都学校歯科医会会誌. 2014；77：15-21.

5) Nishiyama A, Kino K, Sugisaki M, Tsukagoshi K. A survey of influence of work environment on temporomandibular disorders-related symptoms in Japan. Head Face Med. 2012; 8: 24.

6) 渡邊友希, 片岡竜太, 阿部有吾, 中川　潔, 馬谷原光織, 船登雅彦, 古屋良一. 患者教育と簡易スプリントが顎関節症患者における日中クレンチングの意識化に及ぼす効果. 日顎誌. 2010；22（2）: 102-107.

7) Lyons MF, Rouse ME, Baxendale RH. Fatigue and EMG changes in the masseter and temporalis muscles during sustained contractions. J Oral Rehabil. 1993; 20（3）: 321-331.

8) Christensen LV. Jaw muscle fatigue and pains induced by experimental tooth clenching: a review. J Oral Rehabil. 1981; 8(1): 27-36.

9) 一般社団法人日本顎関節学会編. 新編顎関節症　改訂版. 永末書店, 2018.

10) レイモンド・G. ミルテンバーガー. 行動変容法入門. 二瓶社, 2006；367-378.

【著者略歴】
佐藤　文明（さとう　ふみあき）

1989年　北海道大学歯学部卒業
1993年　佐藤歯科医院開業（東京都台東区）
2004年　東京医科歯科大学歯学部顎顔面外科学分野 非常勤講師
2007年　歯学博士取得（東京医科歯科大学顎顔面外科学分野）
2016年　佐藤歯科医院今戸クリニック移転開業（東京都台東区）

日本顎関節学会 専門医・指導医
日本顎関節学会 代議員，社会連携・広報委員会委員，総務委員会委員
日本口腔インプラント学会 専門医

TCH（歯列接触癖）って知っていますか？
あなたの「痛い」の原因はTCHかもしれません

ISBN978-4-263-46155-6

2019年10月20日　第1版第1刷発行

著　者　佐　藤　文　明
発行者　白　石　泰　夫
発行所　医歯薬出版株式会社

〒113-8612　東京都文京区本駒込1-7-10
TEL.（03）5395-7634（編集）・7630（販売）
FAX.（03）5395-7639（編集）・7633（販売）
http://www.ishiyaku.co.jp/
郵便振替番号　00190-5-13816

乱丁，落丁の際はお取り替えいたします　　印刷・第一印刷所／製本・第一印刷所
© Ishiyaku Publishers, Inc., 2019. Printed in Japan

本書の複製権・翻訳権・翻案権・上映権・譲渡権・貸与権・公衆送信権（送信可能化権を含む）・口述権は，医歯薬出版㈱が保有します．

本書を無断で複製する行為（コピー，スキャン，デジタルデータ化など）は，「私的使用のための複製」などの著作権法上の限られた例外を除き禁じられています．また私的使用に該当する場合であっても，請負業者等の第三者に依頼し上記の行為を行うことは違法となります．

JCOPY ＜出版者著作権管理機構 委託出版物＞
本書をコピーやスキャン等により複製される場合は，そのつど事前に出版者著作権管理機構（電話 03-5244-5088，FAX 03-5244-5089，e-mail：info@jcopy.or.jp）の許諾を得てください．